Manish Kumar
Annamalai Pandurangan
Vipin Saini

Sistema de administração de medicamentos específicos para o cólon

Manish Kumar
Annamalai Pandurangan
Vipin Saini

Sistema de administração de medicamentos específicos para o cólon

ScienciaScripts

Imprint

Cover image: www.ingimage.com

This book is a translation from the original published under ISBN 978-620-2-30983-7.

Publisher:
Sciencia Scripts
is a trademark of
Dodo Books Indian Ocean Ltd. and OmniScriptum S.R.L publishing group

120 High Road, East Finchley, London, N2 9ED, United Kingdom
Str. Armeneasca 28/1, office 1, Chisinau MD-2012, Republic of Moldova, Europe
Printed at: see last page
ISBN: 978-620-8-32494-0

Conteúdo

CAPÍTULO 1

1.1 Sistema de administração de medicamentos dirigidos ao cólon

Os sistemas de administração de fármacos no cólon (CDDS) têm atraído um interesse considerável nos últimos anos para o tratamento de doenças sistémicas (angina de peito, asma nocturna, artrite reumatoide, etc.) e locais (doença inflamatória intestinal, cancro colorrectal, síndrome do intestino irritável (SII), doenças infecciosas, etc.). Nos últimos anos, foram comunicadas várias abordagens diferentes para obter CDDS, nomeadamente sistemas dependentes do pH, dependentes do tempo, activados por microflora ou enzimas e sistemas baseados em pressão controlada (Patel et al., 2011). Foi referido que o sistema revestido com polímero dependente do pH carece de especificidade local para a libertação do fármaco no cólon, podendo conduzir a uma libertação prematura do fármaco no intestino delgado ou à não libertação do fármaco no cólon (Ashford et al., 1993). Para o sistema dependente do tempo, a localização da libertação inicial do fármaco depende predominantemente do trânsito tempo do trato gastrointestinal (TGI). Foi observada uma grande variação no tempo de esvaziamento gástrico, o que pode levar a uma libertação prematura do fármaco no intestino delgado ou a uma libertação tardia no cólon (Lee et al., 2004). Uma estratégia mais precisa e exacta para direcionar os fármacos para o cólon utiliza o ecossistema da microflora específica presente no intestino grosso, ou seja, a CDDS desencadeada por micróbios. Os polissacáridos naturais são os transportadores mais promissores e mais frequentemente explorados para a CDDS, que são especificamente hidrolisados pela microflora do cólon (Mayur et al., 2011).

O tratamento habitual das doenças do cólon consiste na ingestão frequente de fármacos anti-inflamatórios em doses elevadas, de modo a induzir a remissão da doença ativa. Para evitar a absorção destes medicamentos pelo intestino delgado, provocando efeitos adversos significativos, foram adoptadas várias estratégias. Foram desenvolvidos dispositivos de libertação sustentada de fármacos, por exemplo, granulados, cápsulas ou comprimidos, que libertam o fármaco especificamente no cólon durante um período de tempo mais longo. No entanto, a sua eficácia parece diminuir em muitos casos devido à diarreia, um sintoma de DII que aumenta a eliminação e reduz o possível tempo de libertação do fármaco (Anande et al., 2008).

Entre as várias estratégias propostas para direcionar os fármacos administrados por via oral para o cólon, as baseadas na libertação de fármacos desencadeada pela microflora são geralmente consideradas as mais eficazes em termos de seletividade do alvo (Ashford et al., 1993). Entre esses polímeros, a pectina, polissacáridos hidrofílicos derivados da parede celular das plantas, que consistem principalmente em ácido poli D-galacturónico parcialmente metoxilado, parece ser de grande interesse prático devido ao seu baixo custo, à sua grande disponibilidade, à variedade de tipos e à flexibilidade da sua utilização (Anal et al., 2006).

Além disso, o cólon está a suscitar interesse por ser um local onde as moléculas de fármacos mal absorvidas podem ter uma biodisponibilidade melhorada. O cólon tem merecido atenção na administração de fármacos, não só para o tratamento de doenças locais associadas ao cólon (El-Kamel et al., 2008), mas também pelo seu potencial para a administração de proteínas e péptidos terapêuticos sensíveis às enzimas do estômago e do intestino delgado. A administração oral de fármacos ao cólon é valiosa no tratamento de doenças como a asma nocturna, a angina e a artrite, bem como de doenças do cólon como a colite ulcerosa, o cancro colorrectal e a doença de Crohn. Do mesmo modo, a administração colónica de vermicidas e agentes de diagnóstico do cólon requer doses mais pequenas. É possível obter uma concentração local elevada, minimizando os efeitos secundários que ocorrem devido à libertação de fármacos no TGI superior ou à absorção sistémica desnecessária.

O cólon proximal ou ascendente é considerado o local ideal para a administração de fármacos dirigidos ao cólon (Bajpai et al., 2003), tendo um ambiente um pouco menos hostil, com menor diversidade e intensidade de atividade do que o estômago e o intestino delgado. A área de superfície do cólon é muito menor do que a do intestino delgado, uma vez que não tem vilosidades, mas aumenta aproximadamente 1300 cm2 devido à presença de plicae semilunares (pregas crenticas) e também é compensada pela ausência de enzimas digestivas e pelo longo tempo de residência do cólon (10-24 horas). O movimento do conteúdo cecal torna-se lento e propulsivo devido à presença destas estruturas. Tem menos atividade pancreática e uma grande quantidade de tecido linfático que facilita a absorção direta para o sangue (Vemula.,et.al 2004). Tem uma atividade proteolítica reduzida e uma diminuição do fluido e da motilidade em comparação com o intestino delgado, o que pode ser vantajoso em termos de incorporação de múltiplos componentes na formulação, como potenciadores de absorção que atingem a camada epitelial de absorção numa concentração suficiente, melhorando assim a orientação e a absorção de péptidos e proteínas (Atyabi et al., 2011). Devido ao tempo de retenção mais longo, parece ser altamente reativo a agentes que melhoram a absorção de fármacos pouco absorvidos.

A administração colónica foi frequentemente explorada para a administração sistémica de fármacos em situações em que é desejável evitar o metabolismo hepático de primeira passagem (Daley et al., 1988) ou prolongar a libertação do fármaco (Rossi et al., 2003). Assim, a administração de fármacos direcionada para o cólon asseguraria

□ Tratamento direto no local da doença, o que permite reduzir a dosagem e os efeitos secundários sistémicos.

□ Diminui os efeitos secundários no tratamento de doenças do cólon.

□ Melhorar o metabolismo de primeira passagem dos esteróides.

□ Previne a irritação gastrointestinal produzida pelos AINEs.

□ Prolongar a libertação de medicamentos para tratar a angina, a asma e a artrite.

□ O sistema de administração de fármacos específico para o cólon ganhou importância não só para o tratamento de doenças locais associadas ao cólon, mas também para a administração sistémica de péptidos e proteínas terapêuticas. (Vemula et al., 2010)

A goma guar, um polissacárido, era frequentemente utilizada para o tratamento de várias doenças do cólon. Trata-se de um polissacárido hidrocoloidal de elevado peso molecular (220000) derivado das sementes de Cyamopsis tetragonolobus, da família Leguminosae. A goma de guar é constituída por cadeias lineares de unidades (1-4)-β-D-manopiranosil com unidades α-D-galactopiranosil ligadas por ligações (1-6) (Goldstein et al., 1973). O pH da dispersão aquosa a 1% p/v varia de 5 a 7 e é estável numa vasta gama de pH. A viscosidade da dispersão de goma de guar é a mesma tanto em meios ácidos como alcalinos (Krishnaiah et al., 1998). Uma variedade de reacções metabólicas, como a hidrólise, a redução, a descarboxilação, a desalquilação, etc., são realizadas pelas bactérias anaeróbias que residem no cólon. Os sistemas de administração de fármacos específicos do cólon, desenvolvidos com base nestas reacções metabólicas, incluem pró-fármacos (Chain et al., 1983) que são clivados por enzimas bacterianas do cólon, libertando assim o fármaco no cólon. Estão a ser investigados diferentes polímeros azóicos (Kopecek et al., 1992) como materiais de revestimento para a administração de fármacos no cólon, que são reduzidos por enzimas azoredutase presentes especificamente no cólon.

O revestimento de sistemas multiparticulados, ou seja, microesferas com polímeros entéricos, tem sido relatado por muitos investigadores com um rácio de núcleo para núcleo de 1:5 ou 1:10 (Chaurasia et al., 2004a). Embora o revestimento entérico possa ser conseguido, esta abordagem parece ser difícil de aplicar em grande escala, quando se pretende revestir um lote maior. Além disso, durante o processo de revestimento entérico das microesferas, existe a possibilidade de lixiviação do fármaco disperso nas microesferas para o sistema de solventes orgânicos em que o polímero entérico está dissolvido, o que, em última análise, conduz à redução do teor de fármaco nas microesferas (Krishnamachari et al., 2007). Também é difícil obter resultados reprodutíveis, sempre que se trata de revestimento de microesferas. Tendo em conta as vantagens proporcionadas pelo tipo de forma de dosagem em comprimidos (elevada reprodutibilidade e aplicabilidade industrial), foi feita uma tentativa de preparar comprimidos a partir das microesferas de guarumã. O revestimento entérico do comprimido protegerá as microesferas na parte superior do TGI, evitando assim a libertação prematura do fármaco.

Assim que o revestimento entérico se dissolve, o comprimido desintegra-se e as microesferas dispersam-se na parte inferior do TGI (onde o fármaco é libertado devido à degradação do guargum pela microflora do cólon). A administração de fármacos no cólon por via oral pode ser conseguida através de diferentes abordagens, incluindo sistemas de matriz e sistemas revestidos, para os quais a libertação do fármaco é controlada pelo pH gastrointestinal, pelos tempos de trânsito ou pela flora intestinal (Zambito et al., 2005). Tem havido uma investigação considerável no domínio da administração de fármacos no cólon para muitos fins:

a) O desenvolvimento de novos agentes terapêuticos para o tratamento de doenças do cólon requer sistemas de administração específicos para o cólon, a fim de maximizar a eficácia destes medicamentos.

b) A introdução de formulações de libertação sustentada uma vez por dia exige uma melhor compreensão do trânsito das formas de dosagem através do cólon e da absorção colónica do fármaco nelas presente (Tuleu et al., 2001).

Uma vez que o cólon é a região distal do intestino grosso, a administração do fármaco no cólon é muito problemática. Embora a via rectal também possa ser avaliada para a administração do fármaco no cólon, apresenta ainda limitações devido ao trânsito limitado do fármaco na passagem intestinal.

Além disso, a via rectal de administração do fármaco não é conveniente e aceitável para os doentes (Coben e Liebarman, 1991), pelo que a orientação do fármaco para o cólon após a administração oral é a via mais conveniente e vantajosa para a administração de uma vasta gama de fármacos (Barkai et al., 1990). Um sistema de administração oral de fármacos orientado para o cólon evita a libertação prematura do fármaco na parte superior do trato gastrointestinal, mas liberta rapidamente o fármaco no cólon após a administração oral (Kinget et al., 1998).

Muitos fármacos são absorvidos a partir do cólon por difusão passiva através da via paracelular. A área de superfície do cólon para absorção é menor do que a do intestino delgado, o que é compensado pelo tempo de trânsito lento (Edwards et al., 1993). No entanto, os principais obstáculos à administração de medicamentos no cólon são as vias de absorção e degradação no TGI superior. Assim, para que a administração seja frutuosa, é necessário ultrapassar vários inconvenientes:

- O cólon é de difícil acesso, pois é a parte distal do TGI.
- A pequena área de superfície pode restringir o transporte do fármaco através da circulação sistémica.
- Para uma administração bem sucedida de um fármaco pouco solúvel, este tem de estar em solução antes de chegar ao cólon, mas o fluido cecal é mais viscoso e muito mais baixo do que no TGI superior, o que se torna o fator limitante.

Por isso, são necessárias algumas modificações para evitar que o medicamento seja libertado no estômago e no intestino delgado.

Para que a administração no cólon seja bem sucedida, um fármaco tem de ser protegido da absorção e/ou do ambiente do trato gastrointestinal superior e, em seguida, ser libertado abruptamente no cólon proximal, que é considerado o local ideal para a administração de fármacos no cólon (Bajpai et al.,2003).

1.1 Sistema de administração oral de medicamentos específicos para o cólon

As formas de dosagem que administram fármacos no cólon, em vez de no TGI superior, oferecem várias vantagens. A administração oral de fármacos no cólon é valiosa para o tratamento de doenças do cólon (colite ulcerosa, doença de Crohn, carcinomas e infecções), permitindo obter uma concentração local elevada e minimizando os efeitos secundários que ocorrem devido à libertação de fármacos no TGI superior ou à absorção sistémica desnecessária. O cólon está a suscitar interesse como local onde a molécula de fármaco mal absorvida pode ter uma biodisponibilidade melhorada. Esta região do cólon é reconhecida como tendo um ambiente um pouco menos hostil, com menor diversidade e intensidade de atividade do que o estômago e o intestino delgado. Além disso, o cólon tem um tempo de retenção mais longo e parece ser altamente reativo a agentes que melhoram a absorção de fármacos pouco absorvidos. Para além de retardar ou direcionar as formas de dosagem, uma entrega fiável de fármacos no cólon pode também ser uma posição de partida importante para a absorção no cólon de fármacos peptídicos aplicados por via oral, não digeridos, inalterados e totalmente activos. O método mais simples de orientação dos fármacos para o cólon consiste em obter taxas de libertação mais lentas ou períodos de libertação mais longos através da aplicação de camadas mais espessas de revestimentos entéricos convencionais ou de matrizes de libertação extremamente lenta .[1]

Várias abordagens farmacêuticas que podem ser exploradas para o desenvolvimento de sistemas de administração de fármacos direcionados para o cólon estão resumidas na Tabela No.1[2]

Quadro n.º 1. Várias abordagens farmacêuticas aos sistemas de administração de medicamentos dirigidos ao cólon .[2]

Colon Targeted Approach	**Features**
pH sensitive polymers Coating	Formulation coated with methyl metha acrylate copolymers release the drug when formulation reaches down towards the

	alkaline pH range in the intestine.
Biodegradable polymers coating	Degradation of the polymer due to action of the colonic bacteria releases the drug
Biodegradable matrices and hydrogels	Drug is release by the swelling and erosion of the polymer and by the biodegradable action of the polysaccharide.
pH sensitive matrices	Drug released by the degradation of pH sensitive polymer in the GIT
Bioadhesive systems	Formulation coated with bioadhesive polymers that selectively provides adhesion to the colonic mucosa release the drug in the colon
Timed released systems	Formulation is designed such that the drug releases after a lag time of 3-5 h that is equivalent to small intestinal transit time.

CAPÍTULO 2

2. Factores que afectam a conceção de sistemas de administração de medicamentos específicos para o cólon

2.1 Anatomia e fisiologia do cólon

O intestino grosso estende-se desde a extremidade distal do íleo até ao ânus. O intestino grosso humano tem cerca de 1,5 m de comprimento[2 3] . O cólon é a parte superior do intestino grosso e situa-se principalmente no abdómen. O cólon é um tubo cilíndrico revestido por um revestimento húmido, macio e cor-de-rosa chamado mucosa; o trajeto é chamado lúmen e tem aproximadamente 2-3 polegadas de diâmetro. O ceco constitui a primeira parte do cólon e conduz ao cólon direito ou ascendente (mesmo por baixo do fígado), seguido do cólon transverso, do cólon descendente, do cólon sigmoide, do reto e do canal anal (Figura 1) .[4]

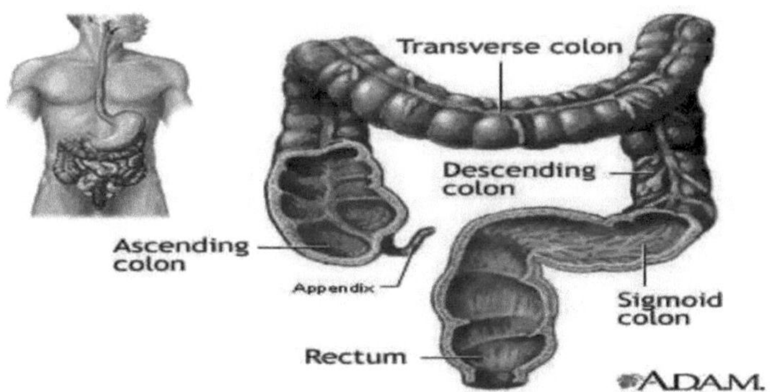

Figura n.º 1: Anatomia do cólon

1.2 *pH no cólon*

O pH do trato gastrointestinal está sujeito a variações inter e intra-sujeito. A dieta, o estado de doença e a ingestão de alimentos influenciam o pH do fluido gastrointestinal. A alteração do pH ao longo do trato gastrointestinal tem sido utilizada como meio de administração de medicamentos no cólon .[5]

Existe um gradiente de pH no trato gastrointestinal com valores que variam entre 1,2 no estômago, 6,6 no intestino delgado proximal e um pico de cerca de 7,5 no intestino delgado distal (Quadro 2). A diferença de pH entre o estômago e o intestino delgado tem sido historicamente explorada para administrar o fármaco no intestino delgado através de revestimentos entéricos sensíveis ao pH. Verifica-se uma descida do pH à entrada do cólon devido à presença de ácidos gordos de cadeia curta resultantes da fermentação bacteriana de polissacáridos. Por exemplo, a lactose é fermentada por bactérias do cólon para produzir grandes quantidades de ácido lático, o que resulta numa descida do pH para cerca de 5,0 .[6]

Tabela n.º 2: pH no cólon

LOCATION	pH
Rectum	7
Terminal ileum	7.5+0.5
First portion of	6.4+0.6
Mid colon	6.6+0.8
Left colon	7.0+0.7
Right colon	6.4

2.3 A microflora do cólon e as suas enzimas

As enzimas intestinais são utilizadas para desencadear a libertação de fármacos em várias partes do TGI. Normalmente, estas enzimas são derivadas da microflora intestinal que reside em grande número no cólon. Estas enzimas são utilizadas para degradar revestimentos/matrizes, bem como para quebrar as ligações entre um veículo inerte e um agente ativo (ou seja, libertação de um fármaco a partir de um pró-fármaco). Foram encontradas mais de 400 espécies bacterianas distintas, 20-30% das quais pertencem ao género Bacteroides[34] . A região superior do TGI tem um número muito reduzido de bactérias e é constituída predominantemente por bactérias Gram-positivas facultativas. A concentração de bactérias no cólon humano é de 10^{11} - 10^{12} CFU/ml. O resumo das reacções metabólicas mais importantes realizadas pelas bactérias intestinais é apresentado no Quadro 3[7]

Tabela n.º 3: Enzimas metabolizadoras de medicamentos no cólon que catalisam reacções[7]

Enzymes	Microorganism	Metabolic reaction catalyzed
Nitroreductase	E. coli, Bacteroids	Reduce aromatic and heterocyclic nitro compounds
Azoreductase	Clostridia, Lactobacilli, E. Coli	Reductive cleavage of azo compounds
N-Oxide reductase, sulfoxide reductase	E. coli	Reduce N-Oxides and sulfoxides
Hydrogenase	Clostridia, Lactobacilli	Reduce carbonyl groups and aliphatic double bonds
Esterases and amidases	E. coli, P. vulgaris, B. subtilis, B. mycoides	Cleavage of esters or amidases of carboxylic acids
Glucosidase	Clostridia, Eubacteria	Cleavage of β-glycosidases of alcohols and phenols
Glucuronidase	E. coli, A. aerogenes	Cleavage of β-glucuronidases of alcohols and phenols

2.4 Trânsito de material no cólon

O esvaziamento gástrico das formas de dosagem é altamente variável e depende principalmente do facto de o indivíduo estar alimentado ou em jejum e das propriedades da forma de dosagem, como o tamanho e a densidade. A chegada de uma forma de dosagem oral ao cólon é determinada pela taxa de esvaziamento gástrico e pelo tempo de trânsito do intestino delgado. Os tempos de trânsito de pequenas formas de dosagem oral no trato gastrointestinal são apresentados no Quadro 4.

O movimento de materiais através do cólon é lento e tende a ser altamente variável e influenciado por uma série de factores, como a dieta, o teor de fibras alimentares, a mobilidade, o stress, as doenças e os medicamentos.

Em homens jovens e adultos saudáveis, as formas de dosagem, como cápsulas e comprimidos, passam pelo cólon em aproximadamente 20-30 horas, embora possa ocorrer um tempo de trânsito de algumas horas a mais de 2 dias. As doenças que afectam o trânsito colónico têm implicações importantes para a administração de medicamentos: a diarreia aumenta o trânsito colónico e a obstipação diminui-o. No entanto, na maioria das doenças, o tempo de trânsito parece manter-se razoavelmente constante.

Tabela nº 4: Tempo de trânsito da forma de dosagem no TGI.

Organ	**Transit time (hr)**
Stomach	<1 (Fasting) >3 (Fed)
Small intestine	3-4
Large intestine	20-30

CAPÍTULO 3

3. Abordagens à administração de medicamentos no cólon por via oral

3.1 Prodroga

O pró-fármaco é um derivado farmacologicamente inativo de uma molécula de fármaco parental que requer uma transformação espontânea ou enzimática *in vivo* para libertar o fármaco ativo. Para a administração de fármacos no cólon, os pró-fármacos são concebidos para sofrerem uma absorção e hidrólise mínimas nas vias do TGI superior e sofrerem hidrólise enzimática no cólon, libertando assim a parte ativa do fármaco do veículo. Os polissacáridos são utilizados como pró-fármacos glucurónicos, que são especificamente degradados pelas glucuronidases do cólon, e pró-fármacos glicosídicos, que são especificamente degradados pelas glicosidases do cólon.

1.3 Libertação sensível ao pH

Os sistemas dependentes do pH exploram o ponto de vista geralmente aceite de que o pH do TGI humano aumenta progressivamente a partir do estômago (pH 1-2 que aumenta para 4 durante a digestão), do intestino delgado (pH 6-7) no local da digestão e aumenta para 7-8 no íleo distal. O revestimento dos comprimidos, cápsulas ou pellets com polímeros sensíveis ao pH permite uma libertação retardada e protege o fármaco ativo do fluido gástrico. No entanto, os polímeros utilizados para a orientação para o cólon devem ser capazes de suportar os valores de pH mais baixos do estômago e da parte proximal do intestino delgado e também ser capazes de se desintegrar no pH neutro ou ligeiramente alcalino do íleo terminal e, de preferência, na junção ileocecal. Os polímeros mais utilizados são as resinas metacrílicas (Eudragit), que estão disponíveis em formas solúveis e insolúveis em água. Eudragit L e S são copolímeros de ácido metacrílico e metacrilato de metilo. Foram descritos sistemas de administração de medicamentos no cólon baseados em resinas metacrílicas para insulina, prednisolona, quinolonas, salsalazina, ciclosporina, dipropionato de beclometasona e naproxano .[8]

1.4 Entrega atempada

A administração dependente do tempo também foi proposta como um meio de atingir o cólon. Os sistemas dependentes do tempo libertam a sua carga de fármaco após um período de tempo pré-programado. Para atingir a libertação no cólon, o tempo de atraso deve ser igual ao tempo necessário para o sistema atingir o cólon. Este tempo é difícil de prever antecipadamente, embora um tempo de desfasamento de cinco horas seja geralmente considerado suficiente, dado que o tempo de trânsito do intestino delgado é relativamente constante, entre três a quatro horas .[6]

1.5 Entrega reactiva de bactérias

O bioambiente no interior do TGI humano é caracterizado pela presença de uma microflora complexa, especialmente no cólon, que é rico em microrganismos que estão envolvidos no processo de redução de componentes da dieta ou de outros materiais. Os fármacos revestidos com polímeros, que demonstram degradabilidade devido à influência dos microrganismos do cólon, podem ser explorados na conceção de fármacos para o cólon. Os polissacáridos oferecem um substrato alternativo para as enzimas bacterianas presentes no cólon, por exemplo, como o quitosano, a pectina, o sulfato de condroitina, a ciclodextrina, os dextranos, a goma de guar, a inulina, a amilose, o alginato de sódio e a goma de alfarroba .[9]

CAPÍTULO 4

4. Avaliação do sistema de administração de medicamentos específicos para o cólon

Um sistema de administração de fármacos específico para o cólon bem sucedido é aquele que permanece intacto no ambiente fisiológico do estômago e do intestino delgado, mas que liberta o fármaco no cólon. São utilizados diferentes métodos *in-vitro* e *in-vivo* para avaliar os sistemas de administração de fármacos no cólon.**6, 9, 10**

CAPÍTULO 5

5. Métodos *in vitro*

Para a avaliação ***in vitro*** de sistemas de administração de fármacos específicos do cólon, o ensaio de dissolução ideal deve imitar de perto as condições *in vivo no* que diz respeito ao pH, às bactérias, aos tipos de enzimas, à atividade enzimática, ao volume do fluido e à intensidade da mistura.

Os ensaios de dissolução de sistemas de administração no cólon com o método de cesto convencional têm sido normalmente realizados em diferentes tampões durante diferentes períodos de tempo para simular o pH do trato gastrointestinal e o tempo de trânsito que o sistema de administração específico do cólon pode encontrar in vivo. A capacidade de os revestimentos/transportadores permanecerem intactos no ambiente fisiológico do estômago e do intestino delgado é geralmente avaliada através da realização de estudos de libertação do fármaco em HCL 0,1N durante 2 horas (tempo médio de esvaziamento gástrico) e em tampão fosfato de Sorensen de pH 7,4 durante 3 horas (tempo médio de trânsito do intestino delgado), utilizando o aparelho de teste da taxa de dissolução da USP ou o aparelho de dissolução em fluxo. No caso dos sistemas de administração desencadeados por bactérias no cólon, os ensaios de dissolução convencionais parecem não ser preditivos do desempenho ***in vivo***. Outros factores que tornam os ensaios de dissolução convencionais de sistemas de administração de medicamentos específicos do cólon menos preditivos do seu desempenho *in vivo* são a escassez de fluido e a motilidade reduzida no cólon.

Para ultrapassar as limitações dos ensaios de dissolução convencionais para avaliar o desempenho da CSDDS desencadeada por bactérias específicas do cólon, foram utilizados conteúdos cecais de animais, incluindo ratos, coelhos e porcos, como meio de dissolução alternativo.

CAPÍTULO 6

6. Métodos *in vivo*

Os estudos *in vivo* são normalmente realizados para avaliar a especificidade do local de libertação do fármaco e para obter informações relevantes sobre a farmacocinética do sistema de libertação. Os ensaios de biodisponibilidade *in vivo* em seres humanos são importantes para o desenvolvimento de sistemas de libertação controlada de fármacos. A partir dos resultados do ensaio de biodisponibilidade, podem ser determinados os locais de libertação do fármaco *in vivo*, se a formulação tiver sido administrada aos indivíduos em jejum.

6.1 Modelos animais

São utilizados diferentes modelos animais para avaliar o desempenho *in vivo* da CSDDS. As cobaias foram utilizadas para avaliar os CSDDS a partir de um pró-fármaco glucosídeo de dexametasona. Outros modelos animais utilizados para a avaliação *in vivo* de sistemas de administração de fármacos específicos do cólon incluem o rato e o porco. Embora os modelos animais tenham vantagens óbvias na avaliação de sistemas de administração de fármacos específicos do cólon, os seres humanos são cada vez mais utilizados para a avaliação deste tipo de sistemas de administração com técnicas de visualização como a imagem de cintigrafia γ.

6.2 γ-Cintigrafia

Com a crescente complexidade da conceção de novos sistemas de administração de medicamentos e do processo de fabrico associado, é fundamental compreender o desempenho *in vivo* desses sistemas de administração e demonstrar que o sistema funciona *in vivo* de acordo com a fundamentação proposta.

A γ-cintilografia é uma modalidade de imagiologia que permite visualizar o desempenho *in vivo* dos sistemas de administração de fármacos em condições fisiológicas normais de forma não invasiva. Desde que foi utilizada pela primeira vez para investigar a funcionalidade de comprimidos e cápsulas *in-vivo*, há mais de duas décadas, a cintigrafia γ tornou-se uma técnica estabelecida e amplamente utilizada para monitorizar o desempenho de novos sistemas de administração de fármacos no trato gastrointestinal humano.

Através de imagens de cintigrafia γ, podem ser obtidas as seguintes informações sobre o desempenho do CSDDS no trato gastrointestinal humano: a localização em função do tempo, o tempo e a localização de ambos; a desintegração inicial e completa do sistema, a extensão da dispersão, o tempo de chegada ao cólon, a permanência no estômago e os tempos de trânsito no intestino delgado. Pode também fornecer informações sobre a permeabilidade regional no cólon. A informação sobre o trânsito gastrointestinal e o comportamento de libertação das formas de dosagem pode ser obtida através da combinação de estudos farmacocinéticos e estudos gammascintigráficos (farmacoscintigrafia). Foram registadas boas correlações entre o aparecimento de um fármaco no plasma e os tempos de desintegração observados.

Por outras palavras, a avaliação por cintigrafia γ de um CSDDS fornece uma "prova de conceito", ou seja, a visualização do evento de desintegração do sistema e a determinação do local de desintegração no trato gastrointestinal. Mecanisticamente, o funcionamento *in vivo* dos CSDDSs envolve a interação entre as fisiologias intestinais. Assim, parece que o mecanismo exato responsável pela desintegração de um CSDDS não pode ser determinado com imagens de cintigrafia γ.

CAPÍTULO 7

7. Condições de doença

7.1 Doença inflamatória intestinal

A doença de Crohn e a colite ulcerosa (conhecidas coletivamente como doença inflamatória intestinal ou DII) são perturbações digestivas crónicas dos intestinos delgado e grosso, que afectam atualmente cerca de dois milhões de pessoas. Os medicamentos convencionais e principais utilizados para tratar a doença de Crohn e a colite ulcerosa são os aminossalicilatos e os corticosteróides .[12]

No entanto, a terapêutica à base de esteróides está frequentemente associada a limitações como a dependência dos esteróides, os efeitos sobre o metabolismo dos medicamentos (e outras toxicidades a longo prazo), bem como a segurança em crianças em que a diminuição do crescimento provocada pelos esteróides tradicionais continua a ser uma questão problemática. Além disso, a utilização de salicilatos e de corticosteróides pode estar associada a respostas refractárias ou a toxicidade que exige a descontinuação ou a utilização de doses subterapêuticas.

7.2 Antecedentes e significado da DII e dos medicamentos utilizados no tratamento

A doença inflamatória intestinal (DII) é uma doença inflamatória crónica do aparelho digestivo. A colite ulcerosa e a doença de Crohn são as formas mais comuns de DII, que são graves e muitas vezes ameaçadoras para a vida. Embora qualquer pessoa possa contrair estas doenças, os jovens adultos entre os 20 e os 40 anos são os mais susceptíveis.

Na doença de Crohn, a inflamação ocorre em qualquer parte do corpo, desde a boca até ao reto, mas mais frequentemente nos intestinos delgado e grosso. Os sintomas comuns da DC incluem diarreia e dor/cãibras abdominais (Procter and Gamble, 1999). Por outro lado, a CU envolve a inflamação do cólon e do reto. Os doentes afectados por esta doença alternam entre surtos e períodos de remissão ao longo da sua vida.

A síndrome inflamatória intestinal (SII) refere-se a uma doença do cólon e/ou do reto em que uma pessoa apresenta uma série de sintomas, tais como dores/espasmos na parte inferior do abdómen, diarreia e obstipação (Procter and Gamble, 1999). É também conhecida como cólon espástico. Não é uma doença potencialmente fatal, mas os seus sintomas podem ser dolorosos e podem ocasionalmente imitar algo mais grave. Os medicamentos utilizados para tratar a SII são a mebeverina (Duspatal, Duspatalin), a pinaverina (Dicetel) e a renzaprida.

7.3 Patogénese da DII e mecanismos dos medicamentos utilizados para a DII[12]

Embora a patogénese da colite ulcerosa permaneça desconhecida, a doença parece ser causada por uma estimulação bacteriana mal controlada das células inflamatórias, e não por uma infeção ou uma reação autoimune. Para além disso, também é referido que múltiplos mediadores inflamatórios estão envolvidos nesta doença. Estes incluem prostanóides, como a prostaglandina E2 (PGE2), a prostaglandina I2 (PGI2) e o tromboxano A2 (TXA2), que são produzidos no tecido inflamatório da colite ulcerosa. Outro mediador parece ser o fator de necrose tumoral alfa (TNF-α), que é uma citocina frequentemente elevada em doenças auto-imunes e que está implicada na ativação de respostas imunitárias e na inflamação.

Os efeitos terapêuticos das hormonas esteróides e da sulfassalazina contra a CU podem estar parcialmente relacionados com a sua inibição da síntese colónica de PGE2, PGI2 e TXA2. Os imunossupressores, como a azatioprina e o 6-MP, inibem competitivamente as enzimas envolvidas na síntese de purinas, afectando assim a síntese de ADN. Estes medicamentos têm efeitos selectivos nas células assassinas naturais. As terapias com anticorpos monoclonais contra o TNF-α (por exemplo, Infliximab, Remicade, Norasept) ou com inibidores da síntese do TNF-α (por exemplo, RDP58) baseiam-se na capacidade destas moléculas para neutralizar a atividade biológica do TNF-α e inibir a síntese do TNF-α, respetivamente. O RDP58 é um composto peptídico experimental para a DII que inibe a tradução do mRNA do fator de necrose tumoral.

7.4 Medicamentos actuais para o tratamento da DII e potenciais vantagens da administração específica ao cólon y[12]

Os medicamentos atualmente disponíveis aliviam a inflamação e reduzem os sintomas, mas não proporcionam um efeito a longo prazo ou a cura, quando os medicamentos não conseguem controlar os sintomas da colite. A única cura da colite é a remoção cirúrgica do cólon. As terapias convencionais com corticosteróides e aminosalicilatos são o "padrão de ouro" para o alívio a curto prazo da colite.

Exemplos da primeira classe incluem a prednisona, a metilprednisolona, a hidrocortisona e a budesonida. Exemplos de aminosalicilatos são o próprio ácido 5-aminosalicílico (conhecido como mesalamina nos Estados Unidos e mesalazina na Europa) e os seus pró-fármacos, como a sulfassalazina, a olsalazina (Dipentum) e a balsalazida (Colazal, Salix Pharms).No entanto, a terapêutica à base de esteróides está frequentemente associada a limitações, como a dependência dos esteróides, o efeito no metabolismo dos medicamentos (e outras toxicidades a longo prazo), bem como a segurança em crianças em que a deterioração do crescimento provocada pelos esteróides tradicionais continua a ser uma questão problemática. Além disso, a utilização de salicilatos e de corticosteróides pode estar associada a respostas refractárias ou a toxicidade que exige a interrupção ou a utilização de doses subterapêuticas.

CAPÍTULO 8

8. Mesalamina

A mesalamina é um medicamento anti-inflamatório utilizado no tratamento da inflamação da colite ulcerosa do trato digestivo e da doença de Crohn ligeira a moderada. A mesalazina é um fármaco aminossalicilato específico do intestino que actua localmente no intestino e aí exerce as suas acções predominantes, tendo assim poucos efeitos secundários sistémicos. Como derivado do ácido salicílico, o 5-ASA é também considerado um antioxidante que retém os radicais livres, que são subprodutos potencialmente nocivos do metabolismo. A fórmula empírica é C7H7NO3, representando um peso molecular de 153,14. Trata-se de cristais brancos a rosados ligeiramente solúveis em água, 20 a 30 % absorvidos após administração oral .[13]

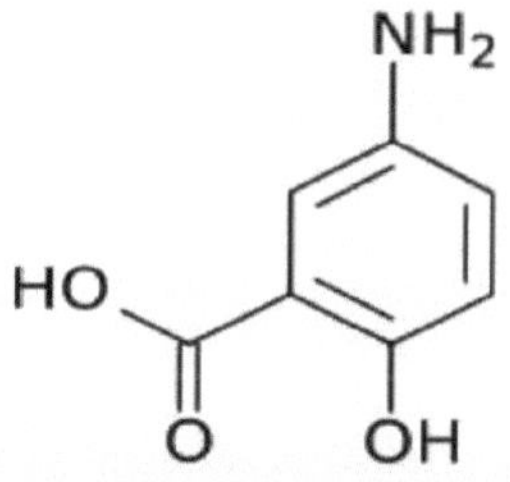

Systematic (IUPAC) name

5-amino-2-hydroxybenzoic acid

No entanto, as composições farmacêuticas administráveis por via oral têm sido frequentemente consideradas ineficazes a este respeito, devido à absorção do agente farmacologicamente ativo no trato digestivo antes de chegar ao cólon ou ao reto. Consequentemente, o fornecimento de agentes farmacologicamente activos ao cólon ou ao reto tem sido convencionalmente conseguido por administração rectal, através da utilização de supositórios ou enemas. No entanto, a administração rectal é geralmente menos conveniente e menos aceitável para um doente do que a administração oral. Além disso, a referida administração rectal não é adequada para tratar o lado direito do cólon. Em particular, os supositórios só são eficazes no reto e os enemas raramente alcançam mais do que o lado esquerdo do cólon.

As tecnologias de administração de medicamentos específicos para o cólon atualmente disponíveis são sistemas controlados por enzimas, sistemas controlados pelo pH, sistemas controlados pelo tempo e abordagens combinadas que utilizam duas destas abordagens. No tratamento de doenças ou afecções do cólon ou do reto, pode ser necessária a administração do agente farmacologicamente ativo no local afetado.

Com base nas tecnologias atualmente disponíveis para a administração específica do cólon e na atual indisponibilidade de uma forma de dosagem oral específica do local de MSZ para o tratamento da DII. Propomos o desenvolvimento de um sistema terapêutico específico do cólon localmente eficaz para a mesalamina. Enquanto a via oral forneceria meios convenientes para administrar os medicamentos aos pacientes. A conceção do sistema gastro-resistente proporcionará uma terapia direcionada para as doenças inflamatórias intestinais. Uma vez que o sistema multiparticulado pode facilitar a privação do fármaco nas regiões danificadas do intestino, em particular no cólon, e tem menos probabilidades de sofrer dumping de dose, o objetivo deste trabalho foi desenvolver uma formulação MSZ para direcionar o fármaco para o cólon. Para satisfazer estes interesses, foi utilizada a gelificação ionotrópica para produzir esferas utilizando um polissacárido iónico conhecido como goma gelana. Na investigação proposta, é também utilizado um procedimento de revestimento à base de polimetacrilato para evitar a libertação prematura do fármaco no estômago e a libertação específica no cólon .[12]

A goma gelana é um polímero biodegradável, biocompatível e não tóxico. Demonstrou ser biologicamente inerte, nomeadamente à superfície da mucosa do cólon. A goma de gelana nativa é um heteropolissacárido aniónico excretado pela bactéria Pseudomonas elodea. Tem uma unidade de repetição de tetrasacarídeo que contém grupos L-glicerol e éster de acetato, e forma apenas um gel fraco e elástico. No entanto, a sua forma desacetilada possui propriedades gelificantes caraterísticas. A goma gelana depende da temperatura e é induzida por catiões. Este facto levou a que as suas aplicações se alargassem às indústrias alimentar e farmacêutica, particularmente na área da administração ocular e oral de medicamentos. No entanto, a utilidade potencial desta goma para a administração de fármacos específicos para o cólon tem recebido muito menos atenção, o que constitui uma alternativa atractiva para a administração de fármacos convencionais, bem como de proteínas e péptidos. Neste contexto, investigámos a utilidade da goma de gelano para o desenvolvimento de um novo sistema de administração de fármacos específico para o cólon.

Com base nas propriedades físico-químicas e farmacocinéticas da mesalamina e nas caraterísticas biológicas do intestino grosso (cólon), está a ser estudado e avaliado um novo sistema de administração de fármacos específico para o cólon, para avaliar o seu desempenho in vitro. Este sistema de administração é constituído por multiparticulas, que libertam o medicamento de acordo com os objectivos desejados. A administração oral controlada de mesalamina através de um sistema de administração de fármacos específico para o cólon é uma alternativa atractiva porque pode oferecer uma maior eficácia de tratamento e um modo de tratamento menos doloroso e mais conveniente em comparação com os enemas intravenosos ou rectais e tem potencial para tratamento ambulatório e melhor qualidade de vida .[12]

8.1 Introdução da mesalamina[14,15]

A mesalamina é o ácido 5-amino-salicílico, a parte ativa da sulfassalazina. As suas principais indicações são o tratamento de exacerbações agudas ligeiras a moderadas da colite ulcerosa em remissão, particularmente em doentes intolerantes à sulfassalazina. Trata-se de cristais brancos a rosados ligeiramente solúveis em água, 20 a 30 % absorvidos após administração oral.

A mesalamina é um medicamento anti-inflamatório utilizado no tratamento da inflamação da colite ulcerosa do trato digestivo e da doença de Crohn ligeira a moderada. A mesalazina é um fármaco aminossalicilato específico do intestino que actua localmente no intestino e tem as suas acções predominantes nesse local, tendo assim poucos efeitos secundários sistémicos. Como derivado do ácido salicílico, o 5-ASA é também considerado um antioxidante que retém os radicais livres, que são subprodutos potencialmente nocivos do metabolismo. A fórmula empírica é $C_7H_7NO_3$, representando um peso molecular de 153,14. Trata-se de cristais brancos a rosados ligeiramente solúveis em água, 20 a 30 % absorvidos após administração oral.

No entanto, as composições farmacêuticas administradas por via oral têm sido frequentemente consideradas ineficazes a este respeito, devido à absorção do agente farmacologicamente ativo no trato digestivo antes de chegar ao cólon ou ao reto. Consequentemente, o fornecimento de agentes farmacologicamente activos ao cólon ou ao reto tem sido convencionalmente conseguido por administração rectal, através da utilização de supositórios ou enemas. Contudo, a administração rectal é geralmente menos conveniente e menos aceitável para um doente do que a administração oral. Além disso, a referida administração rectal não é adequada para tratar o lado direito do cólon. Em particular, os supositórios só são eficazes no reto e os enemas raramente alcançam mais do que o lado esquerdo do cólon.

8.2 Mesalamina (5-ASA): mecanismo de ação

O mecanismo de ação exato da mesalamina não é conhecido, mas é provavelmente devido a uma combinação de propriedades anti-inflamatórias. Foi demonstrado que a mesalamina bloqueia a produção de interleucina-1 (IL-1) e do fator de necrose tumoral-a (TNF-a)[16, 17, 18] . Verificou-se também que a sulfassalazina inibe a ligação do TNF-a ao seu recetor, impedindo assim a sinalização das respostas inflamatórias subsequentes.[19] A mesalamina é um potente inibidor da via da ciclo-oxigenase, inibindo a produção de prostaglandina E2 em amostras intestinais inflamadas[20,21] . O bloqueio da via da lipooxigenase também foi demonstrado[22, 23] inibindo a 5-lipooxigenase e a proteína activadora da 5-lipooxigenase, o que, por sua vez, bloqueia a produção e a atividade quimiotáctica dos leucotrienos, como o leucotrieno B4 (LTB4) e o ácido hidroxietoicosatetraenóico (5-HETE)). Pensa-se também que a sua eficácia como agente anti-inflamatório se deve a efeitos no metabolismo dos leucotrienos[24, 25] . A mesalamina é também um dos mais potentes eliminadores de radicais livres e antioxidantes conhecidos[25-28]

Muitos dos efeitos do 5-ASA podem também ser explicados pela inibição da ativação do fator nuclear-κB (NF-κB), um fator central de regulação da transcrição envolvido na mediação do início e da perpetuação de processos inflamatórios[29-31] . O NF-κB ativado foi detectado em macrófagos e células epiteliais na mucosa inflamada da doença de Crohn e da colite ulcerosa[32] . Foi demonstrado que a mesalamina inibe a ativação do NF-κB estimulada pelo TNF-a, a translocação nuclear do NF-κB e a degradação do κBα inibitório (IαBα).

8.3 Metabolismo da mesalamina

A mesalamina é rápida e completamente absorvida a partir da parte superior do intestino quando administrada por via oral, mas é pouco absorvida a partir do cólon[35] . O 5-ASA livre sofre uma absorção sistémica rápida e quase completa a partir do intestino proximal, dependendo da concentração e do pH local, seguida de um metabolismo extensivo a N-acetil-5ASA, pela enzima N-acetil-transferase1 (NAT 1) nas células epiteliais intestinais e no fígado, e depois excreção na urina como uma mistura de 5-ASA livre e N-acetil-5ASA36-37.

O metabolito N-Ac-5ASA é inativo como agente anti-inflamatório[38] . A semi-vida do composto parental (5-ASA) é de 0,6 a 1,4 h e parece ser dependente da dose, enquanto a semi-vida do metabolito (Ac-5-ASA) é de 6 h. Desconhece-se o melhor indicador da libertação de mesalamina e da sua ação subsequente no intestino; muitos dos estudos analisam as concentrações luminais ou mucosas de 5-ASA ou N-acetil-5ASA.

8.4 Sistemas de administração de mesalamina[14]

Para evitar a absorção proximal pelo intestino delgado e permitir que a mesalamina chegue ao intestino delgado e/ou cólon inflamados, foi desenvolvida uma variedade de sistemas de administração de mesalamina. Estes incluem:

(1) Criação de uma molécula maior não absorvida (pró-fármaco) através da sua ligação a um transportador ou a outro 5-ASA por meio de uma ligação azóica, que posteriormente sofre clivagem no cólon, libertando a parte ativa da mesalamina. Os exemplos incluem a sulfassalazina (Azulfidine[R] , Azulfidine EN-tabs[R]), a olsalazina sódica (Dipentum[R]) e a balsalazida dissódica (Colazal[k]).

(2) Revestimento da mesalamina com uma resina sensível ao pH, degradada no ambiente básico do íleo distal e do cólon (Asacol[R]).

(3) Revestimento da mesalamina com um revestimento sensível à humidade (etilcelulose) que liberta a mesalamina em contacto com a humidade em todo o trato gastrointestinal.

(Pentasa[R]).

(4) Administração de mesalamina sob a forma de enema (Rowasa[R]) ou supositório (Canasa[k]), contornando efetivamente a ameaça de absorção pelo intestino delgado.

8.5 . Revisão de trabalhos anteriores efectuados sobre a mesalamina

Fatmanur Tug~cu-Demiro "z et al. prepararam comprimidos de mesalazina à base de alginato para administração intestinal. O alginato de sódio é um polímero natural biocompatível com capacidade de formação de gel sensível ao pH.

Foram preparados comprimidos de matriz com dois tipos de alginato de sódio em diferentes quantidades. As caraterísticas de libertação in vitro da Mesalazina a partir de comprimidos de alginato foram comparadas com as do produto comercial (Salofalk). Foram utilizadas imagens de raios X para monitorizar os comprimidos ao longo do sistema gastrointestinal.

Embora os comprimidos de alginato tenham libertado mais rapidamente o fármaco em meio ácido em comparação com o produto comercial (Salofalk), a quantidade cumulativa de fármaco libertado da formulação óptima foi quase idêntica à do produto comercial ao fim de 4 h. O tipo e a quantidade de alginato nas matrizes desempenharam um papel importante em meios básicos. Verificou-se que a libertação da formulação óptima contendo alginato de baixa viscosidade era quase idêntica à do produto comercial em meios ácidos e básicos.

Os comprimidos foram visualizados para determinar se estavam localizados no íleo terminal ou no ceco durante 3-6 h. As formulações de comprimidos de matriz de alginato de mesalazina podem fornecer o fármaco ao intestino delgado e grosso. Assim, o sistema de matriz de alginato pode ser um sistema promissor para o tratamento da doença de Crohn envolvendo tanto o íleo como o intestino grosso .[42]

Abdul W Basit et al. trabalham sobre o substrato bacteriano amilose amorfa, sob a forma de um revestimento de película, proporcionando um meio de administração de medicamentos no cólon. Este revestimento tem sido tradicionalmente aplicado a sistemas de várias unidades, em parte devido ao tamanho pequeno e à natureza dividida deste tipo de forma de dosagem, que fornece uma grande área de superfície para ataque enzimático e libertação de fármacos. O presente estudo foi realizado para explorar a utilidade do revestimento para o direcionamento colónico de sistemas de comprimidos unitários. A amilose foi combinada com o polímero insolúvel em água etilcelulose, que actua como agente estruturante, em diferentes proporções para produzir revestimentos de película de várias espessuras para aplicação em comprimidos contendo mesalazina (mesalamina ou ácido 5-aminosalicílico). A libertação do fármaco dos produtos revestidos foi avaliada em condições de dissolução de pH semelhantes às do estômago e do intestino delgado, e também em condições que simulam o cólon, utilizando um fermentador de cultura em lote inoculado com bactérias fecais humanas. A taxa e a extensão da libertação do fármaco estavam relacionadas com a proporção de amilose e etilcelulose na película e com a espessura do revestimento. O aumento da proporção de etilcelulose na película e/ou da espessura do revestimento reduziu a taxa de libertação do fármaco nas condições do trato gastrointestinal superior. A libertação do fármaco dos produtos revestidos foi acelerada no ambiente de fermentação do cólon. Este facto é atribuído à digestão bacteriana do componente amilose do revestimento da película, que produz poros para a difusão do fármaco .[43]

J.J. Kim et al., O ácido 5-aminosalicílico não tem os efeitos secundários bem conhecidos associados à utilização a longo prazo de medicamentos anti-inflamatórios não esteróides.

Investigámos os mecanismos anti-carcinogénicos do ácido 5-aminosalicílico numa linha celular de cancro do cólon. A expressão de NF-B e de metaloproteinases foi examinada em células HT-29 tratadas com IL-1_ e/ou ácido 5-aminosalicílico. O ensaio Matrigel foi utilizado para avaliar o potencial invasivo das células HT-29. A análise de um microarray de cDNA contendo 8700 genes foi efectuada para identificar a alteração da expressão genética em resposta ao tratamento com ácido 5-aminossalicílico .[44]

Ehab R. Bendas.et al., tinha como objetivo desenvolver uma nova técnica que auxiliasse na compactação de pastilhas revestidas em comprimidos e obter um padrão de libertação de pastilhas comprimidas semelhante ao mesmo padrão antes da compressão.

As formas de dosagem de várias unidades de mesalamina direcionadas para o cólon foram formuladas por extrusão-esferonização e depois revestidas com Eudragit S (30%). Estas pastilhas foram enchidas em cápsulas de gelatina ou formuladas e comprimidas em comprimidos. Os comprimidos para administração colónica de mesalamina foram preparados misturando os grânulos revestidos com agentes de amortecimento como o ácido esteárico e o Explotab, ou aplicando uma camada adicional de gelatina (4% de aumento de peso) nos grânulos revestidos com Eudragit S e, em seguida, comprimindo-os em comprimidos (grânulos do tipo reservatório em comprimidos). Em seguida, foi aplicado um revestimento adicional dos comprimidos preparados pela técnica de revestimento utilizando Eudragit L 100-55 (5% de aumento de peso) .[45]

Donna L. French e John W. Mauger investigaram as propriedades físico-químicas da mesalamina e o efeito do pH e da concentração do tampão na taxa de dissolução da mesalamina pura e da mesalamina com Carbopol 974P. As solubilidades aquosas a 25 e 37^0 C foram de 0,844 e 1,41mg/ml, respetivamente. O meio com a capacidade tampão mais elevada tem uma maior capacidade de aumentar a camada de difusão, o que resulta numa diminuição do fluxo. O meio com maior capacidade tampão tem uma maior capacidade de aumentar o pH da superfície e a taxa de dissolução. A adição de Carbopol reduz o fluxo e a sensibilidade da taxa de dissolução da mesalamina ao aumento da concentração do tampão a granel.

Postula-se que esta redução se deve à neutralização do meio de dissolução básico, à formação de gel e a possíveis interações fármaco-polímero .[46]

AV Yadav realizou o trabalho para melhorar as propriedades físico-químicas da Mesalamina, como a solubilidade, as propriedades de dissolução e a estabilidade de um fármaco pouco solúvel em água, como a Mesalamina, formando dispersões com polivinilpirrolidona (PVP), polietilenoglicol (PEG) e β-ciclodextrina como transportadores solúveis em água. A dispersão sólida de Mesalamina pelo método de amassamento foi preparada utilizando rácios de 1:2 e 1:3 do fármaco para os polímeros polivinilpirrolidona (PVP), polietilenoglicol (PEG) e β-ciclodextrina. O estudo da solubilidade de saturação foi efectuado utilizando o método do agitador de frascos à temperatura ambiente. O estudo de dissolução foi efectuado em HCl 0,1N a 370C ± 0,50C utilizando um aparelho de dissolução do tipo USP tipo II (pá). A dispersão preparada mostrou um aumento acentuado da solubilidade de saturação e da taxa de dissolução da Mesalamina do que a do fármaco isolado. A dispersão com β-ciclodextrina (1:3) mostrou uma taxa de dissolução mais rápida em comparação com as outras dispersões preparadas. A caraterização da dispersão sólida de mesalamina foi efectuada por infravermelhos com transformada de Fourier (FTIR) e estudo de difractometria de pó de raios X. Os estudos de estabilidade realizados no fármaco mesalamina puro e na dispersão sólida optimizada com β-ciclodextrinas (1:3) em condições aceleradas até seis meses. O estudo de estabilidade não revela qualquer variação significativa no estudo de dissolução in-vitro da dispersão sólida optimizada β-Ciclodextrinas (1:3) até seis meses, comparativamente ao fármaco mesalamina puro .[47]

CAPÍTULO 9

9. Revisão dos trabalhos anteriores efectuados sobre a goma gelana

Girish K. Tripahi *desenvolveu um* sistema de administração intra-gástrica flutuante de claritromicina sensível ao pH para o tratamento da úlcera péptica causada pela Helicobacter pylori (H. pylori). Na presente investigação, misturaram-se pérolas flutuantes de alginato de sódio, em que o óleo estava aprisionado, com goma de gelano ou pectina, a fim de avaliar o seu potencial na administração sustentada de claritromicina (Cl) na região gástrica. A formulação foi desenvolvida através da técnica de gelificação inotrópica, utilizando carbonato de cálcio como agente formador de gás e, posteriormente, foi emulsionada com óleo mineral. A fotografia do microscópio eletrónico de varrimento indicou que as esferas preparadas tinham uma forma esférica e que as variáveis da formulação, tais como a proporção do polímero misturado e o carbonato de cálcio, afectavam o tamanho das esferas, a flutuação e a eficiência de encapsulação das microesferas. A formulação apresentou um perfil de libertação sustentada e ajustou-se melhor ao modelo Peppas de cinética do fármaco e o valor do expoente de libertação (n) foi superior a 0,45. O revestimento da formulação selecionada apresentou um padrão sustentado de ordem zero da libertação de Cl até às 8 horas. O estudo de inibição do crescimento in vitro das esferas revestidas mostrou uma boa atividade anti-microbiana contra a estirpe isolada de H. pylori. Os resultados fornecem evidências de que as pérolas de gel optimizadas podem ser preferidas para a libertação controlada gastro-retentiva de claritromicina .[49]

Dhaval Patel. investigou O principal objetivo da presente investigação foi o desenvolvimento de uma formulação oral específica para o cólon mais adequada de celecoxib (inibidor da COX-II, fármaco utilizado no tratamento de pólipos do cólon) utilizando polissacáridos como a goma gelana, a pectina e a goma guar. Os comprimidos da matriz foram preparados pelo método de granulação húmida utilizando pasta de amido como aglutinante. Os grânulos foram avaliados quanto ao ângulo de repouso, ao índice de Carr, à porosidade e ao teor de fármaco. Foi efectuado um estudo de estabilidade de três meses, um estudo de IR e DSC para avaliar a interação química e a deflexão da endotérmica de fusão e cristalização do fármaco na formulação. Os comprimidos foram avaliados quanto à espessura, dureza, teor de fármaco, friabilidade e estudos de libertação de fármaco in vitro em SGF, SIF e SCF. A formulação optimizada foi avaliada in vivo pela técnica de Roentgenografia. Verificou-se que a goma de gelana nativa e a combinação com comprimidos de matriz à base de pectina não são apropriados em formulações específicas para o cólon, o que pode dever-se às propriedades de goma de gelana de alto teor de acilo e de amor à água da goma de gelana e da pectina. A combinação de goma de gelana e goma de guar (1:1) é considerada adequada, uma vez que liberta o fármaco apenas 10,77% no trato gastrointestinal superior e 98,85% do fármaco é libertado após um estudo de dissolução de 24 horas. O resultado do estudo de estabilidade mostrou que não há degradação do celecoxib com goma de gelana e goma de guar. Estudo de IR e DSC

sugerem que não há interação química do celecoxib com a goma gelana, a goma guar e a pectina e não há alteração na endotermia de cristalização (Tc) e na endotermia de fusão (Tm) do celecoxib. O estudo *in vivo* da formulação optimizada mostrou que a formulação do comprimido matriz passa após duas horas do estômago e após seis horas do intestino delgado sem alterações físicas consideráveis do comprimido. A terceira e a quarta leitura da Roentgenografia sugerem que o comprimido liberta o fármaco durante um tempo prolongado no cólon .[50]

Anurag Verma e Jayant K Pandit desenvolveram esferas flutuantes de goma gelana carregadas com rifabutina, preparadas por gelificação ionotrópica induzida por cálcio em meio ácido. Foram efectuados estudos de flutuabilidade in vitro e de libertação do fármaco utilizando um aparelho de dissolução USP tipo II em HCl 0,01M (ph 2,0) como meio de dissolução. A forma, a morfologia da superfície e a estrutura interna das esferas secas foram examinadas por microscopia eletrónica de varrimento. A espetroscopia de infravermelhos por transformada de Fourier (FTIR) foi aplicada para investigar as interações fármaco-polímero. As pérolas apresentaram uma excelente flutuabilidade no fluido gástrico simulado (SGF) e mantiveram-se flutuantes durante 18 h. A eficiência de incorporação do fármaco nas pérolas variou entre 40 e 60% e dependeu significativamente ($p < 0,05$) das concentrações de iões de cálcio e goma gelana. A libertação do fármaco das formulações de pérolas flutuantes foi rápida, com > 50 % do fármaco libertado no espaço de 1 h. O aumento da concentração de polímero não retardou significativamente ($p < 0,05$) a libertação do fármaco.

A eficiência de incorporação e a libertação de rifabutina podem ser controladas através da modulação dos parâmetros investigados. As pérolas flutuantes de goma gelana desenvolvidas podem ser adequadas para um potencial sistema de libertação oral específico do estômago para tratar infecções gástricas, como a infeção por Helicobacter pylori multirresistente .[51]

Shrikant A et al., num estudo, exploraram a utilização de goma gelana como matriz de imobilização para a produção de ciclosporina A (CyA) por esporos imobilizados e micélios de Tolypocladium inflatum MTCC 557. Foram testados diferentes suportes, tais como goma gelana, alginato de sódio, pérolas de celite e sílica, como suportes de imobilização, juntamente com o papel da concentração do suporte, o peso da biomassa, o número de pérolas inoculadas com esporos e a utilização repetida do fungo imobilizado. A produção máxima de CyA foi de 274 mg/l quando se utilizou goma gelana [1% (p/v)], e um peso micelial de 7,5% (p/v) suportou a produção máxima de CyA. Além disso, a adição de uma combinação de L-valina (6 g/l) e L-leucina (5 g/l) após 48 h de fermentação produziu 1.338 mg/l de CyA quando se utilizou goma gelana. Verificou-se que os grânulos de micélio imobilizados permaneceram estáveis durante quatro ciclos repetitivos, indicando o seu potencial para a produção semicontínua de CyA .[52]

BRAHMESHWAR MISHRA **et al**., desenvolveram as pérolas flutuantes de ácido acetohidroxâmico (AHA) à base de gelano, preparadas pelo método de gelificação ionotrópica para obter uma libertação controlada e sustentada do fármaco para o tratamento da infeção por *Helicobacter pylori*. Os grânulos preparados foram avaliados quanto ao diâmetro, morfologia da superfície e eficiência de encapsulamento. Os parâmetros de formulação, como as concentrações de gelano, quitosano, carbonato de cálcio e o fármaco, influenciaram as caraterísticas de libertação *in vitro* dos grânulos. Os estudos de interação entre o fármaco e o polímero foram efectuados utilizando a calorimetria diferencial de varrimento. O revestimento de quitosano aumentou a eficiência de encapsulação das esferas e reduziu a libertação inicial do fármaco das esferas. O tratamento cinético dos dados de libertação do fármaco revelou um mecanismo de difusão da matriz. As pérolas flutuantes preparadas mostraram uma boa atividade antimicrobiana (cultura *in vitro* de *H. pylori*) como potentes inibidores da urease. Em conclusão, uma forma de dosagem oral de pérolas de gelano flutuantes contendo AHA pode constituir um sistema útil de administração de fármaco específico do local do estômago para o tratamento da infeção por *H. pylori* .[53]

CAPÍTULO 10

10. Revisão dos trabalhos efectuados no passado sobre a alfarroba

VN Deshmukh et al. foram preparadas pela técnica de reticulação iónica. A reação química entre o alginato de sódio e o cloreto de cálcio para formar alginato de cálcio foi utilizada para as microesferas. Para abrandar a taxa de libertação das microesferas, o polímero hidrofílico goma de alfarroba e goma xantana e as suas combinações foram adicionados em diferentes concentrações, de modo a que o fármaco fosse libertado constantemente durante 12 horas. A formulação preparada mostrou o ângulo de repouso dentro de um intervalo aceitável, com uma boa propriedade de fluxo. A eficácia de aprisionamento do fármaco de todas as formulações situou-se entre 90,6 e 98,9%. A eficácia do aprisionamento do fármaco nas microesferas aumenta com o aumento da concentração de gomas hidrofílicas. Foi estudada a libertação *in vitro* do diclofenac de sódio das microesferas. As microesferas contendo 2,5% de goma de alfarroba: goma xantana (6:4) mostram 98,8% de libertação do fármaco. Os valores do coeficiente de correlação (r) foram calculados e verificou-se que eram lineares para a libertação de primeira ordem em comparação com a libertação de ordem zero. A microscopia eletrónica de varrimento da formulação selecionada indicou que as microesferas têm uma forma esférica e uma superfície lisa. Os estudos de estabilidade revelaram que os polímeros utilizados são estáveis e compatíveis com o fármaco e que não existe um efeito significativo nas caraterísticas físicas, no teor de fármaco e no perfil de dissolução da microesfera .[55]

Shiva Kumar Yellanki et al, trabalham sobre a doença peridoncial, a perda de dentes ocorre devido ao enfraquecimento da estrutura de suporte (bolsa) dos dentes, para evitar esta situação são necessários sistemas de administração de medicamentos injectáveis específicos. No presente estudo, foram preparados seis lotes de géis de metronidazol utilizando polímeros biodegradáveis naturais quitosano, goma de guar e goma de alfarroba em concentrações variáveis. Os géis formulados foram caracterizados quanto ao pH da superfície, viscosidade, capacidade de seringa, força de bioadesão, estudos de libertação do fármaco in vitro e teste de suscetibilidade antimicrobiana. Os resultados revelaram que o pH da superfície estava dentro da gama de pH neutro. A força de bioadesão foi máxima para a formulação F3 (3% de quitosano); os valores de viscosidade variaram entre 1453,33 ± 5,77 e 1995,00 ± 0,01 dine/cm2. A melhor formulação em termos de percentagem cumulativa de libertação do fármaco, juntamente com a bioadesão, foi a formulação F3, com 78,23% de libertação do fármaco durante 7 dias, e preencheu muitos dos requisitos de um sistema de administração uma vez por semana, fácil de fabricar, económico e com uma adesão muito elevada por parte dos doentes. A zona de inibição também foi satisfatória para todas as formulações .[56]

V. N. Deshmukh et al, foram preparadas pela técnica de reticulação iónica. A reação química entre o alginato de sódio e o cloreto de cálcio para formar alginato de cálcio foi utilizada para as microesferas. Para abrandar a taxa de libertação das microesferas, utilizou-se o polímero hidrofílico goma de alfarroba em diferentes concentrações com o fármaco modelo, o diclofenac de sódio, de modo a que o fármaco fosse libertado constantemente durante 12 horas. A formulação preparada mostrou o ângulo de repouso dentro de um intervalo aceitável, com uma boa propriedade de fluxo. A eficácia de aprisionamento do fármaco de todas as formulações situou-se no intervalo de 90,6-98,9%. A eficácia do aprisionamento do fármaco nas microesferas aumenta com o aumento da concentração de gomas hidrofílicas. Foi estudada a libertação de fármaco *in vitro* das microesferas. As microesferas contendo 1,5% de goma de alfarroba apresentam uma libertação de fármaco de 97,8%. Os valores do coeficiente de correlação (r) foram calculados e verificou-se que eram lineares para a libertação de primeira ordem em comparação com a libertação de ordem zero. A microscopia estereoscópica revela que as microesferas têm uma forma esférica e uma superfície porosa. Os estudos de estabilidade revelaram que os polímeros utilizados são estáveis e compatíveis com o fármaco e que não existe um efeito significativo nas caraterísticas físicas, no teor de fármaco e no perfil de dissolução da microesfera .[57]

NL Prasanthi et al prepararam comprimidos de duas camadas de cloridrato de propanolol formulados com goma xantana, goma de alfarroba e goma de guar com diferentes proporções de fármaco:goma de 1:0,25, 1:0,5 e 1:1 pelo método de granulação húmida. A camada de libertação imediata do comprimido foi preparada utilizando um superdesintegrante como o glicolato de amido sódico e a camada de libertação sustentada foi preparada utilizando gomas em diferentes proporções de fármaco para goma. Os comprimidos preparados em duas camadas tinham uma forma redonda e convexa com um diâmetro de 8 mm. O teor de fármaco das formulações foi encontrado entre 98,9 e 101,7%. A libertação do propranolol HCl foi prolongada até 12 h e dependeu da concentração da goma. A libertação foi mais sustentada com goma xantana na concentração de 1:1 .[58]

Y.M. Rao et al. desenvolveram comprimidos orais de matriz de libertação controlada e comprimidos de matriz de três camadas de diltiazem HCl altamente solúvel em água utilizando polímeros naturais de goma xantana (XG), goma de alfarroba (LBG) e uma mistura XG: BG na proporção de 1:1 como agente formador de matriz, e carboxilmetilcelulose de sódio aniónica como camada retardadora de libertação no núcleo da matriz, fosfato de di-cálcio (DCP) e celulose microcristalina (MCC) como enchimentos. Os comprimidos com núcleo de matriz foram preparados através da técnica de granulação. A caraterização da mistura física do fármaco e dos ingredientes foi efectuada por espetroscopia de infravermelhos. Os resultados do estudo indicaram que os comprimidos de matriz prolongaram a libertação, mas predominantemente de uma forma de primeira ordem, a estratificação com grânulos de SCMC no núcleo da matriz, proporcionou uma libertação linear do fármaco com cinética de ordem zero. A influência das camadas no núcleo da matriz e na taxa de libertação foi descrita pela equação de Peppas, abordagem independente do modelo, tempo médio de dissolução (MDT) e eficiência de dissolução (D.E 8%). A adição de camadas de SCMC no núcleo da matriz pode influenciar notavelmente o comportamento de dissolução e o mecanismo de libertação do fármaco. O aumento da quantidade de camadas provocou uma diminuição dos valores de k e um aumento do valor de n, numa relação linear. O MDT para o comprimido de matriz (S6) e para os comprimidos de matriz de três camadas (S6L3) foi de 5,16h e 11,97h, e o D.E 8% foi de 76,23% e 66,21%, respetivamente. Isto indica que a libertação do fármaco é mais lenta a partir dos comprimidos de matriz de três camadas. O tipo de enchimento tem um efeito limitado no mecanismo de libertação do fármaco a partir dos comprimidos de matriz. Os estudos de estabilidade revelaram que a formulação era estável a 45°±2°C e 75±5%RH. Assim, o polímero natural como núcleo da matriz e o polímero aniónico SCMC como camada retardadora na forma de comprimidos de matriz de três camadas proporcionaram a libertação de ordem zero do Diltiazem HCl[59] altamente solúvel em água.

Referência

1. Gothoskar AV, Joshi AM, Joshi NH. Pulsatile drug delivery systems: a review. Drug Delivery Technology 2004; 4(5):1-11.
2. Sarasija S, Hota A. Colon-specific drug delivery systems. Ind J Pharm Sci 2000; 62(1): 1-8.
3. Vandamme TF, Lenourry A, Charrueau C, Chaumeil JC. The use of polysaccharides to target drugs to the colon. Carbo Poly. 2002; 48: 219-31.
4. Macfarlane GT, Cummings JH. The colonic flora, fermentation and large bowel digestive function. Em Phillips S F, Pemberton J H, Shorter R G. The large intestine: physiology, pathophysiology and disease. New York: Raven press. 1991:51.
5. Thomas P, Richards D, Richards A, Rojers L, Evans BK, Drew MJ, Rhodes J. Absorption of delayed-release prednisolone in ulcerative colitis and crohn's Disease. Int. J. Pharm. 1985; 37: 757.
6. Wilding IR, Davice SS, Bakhshaee M, Stevens HNE, Sparrow RA, Brennanj. Pharma. Res. 1992; 9: 645-57.
7. Binders HJ, Foster ES, Budinger ME, Hayslett JE. Mechanism of electroneutral sodium chloride absorption in distal colon of the rat. Gastroenterology 1987; 93: 449-55.
8. Krishnaiah YSR, Styanarayana S. Colon- specific drug delivery systems. In Jain N K. Advances in controlled and novel drug delivery. CBS publishers and distributors. 2000; 89-119.
9. Sinha VR, Kumaria R. "Polysaccharide in colon specific drug delivery". Int J Pharm 2001;224:19-38

10. Libo Y, James SC, Joseph AF. "Colon specific drug delivery; new approaches and invitro/in vivo evaluation-Review". Int J Pharm 2002; 253:1-15.

11. Pirjo N. "Development of multiple-unit oral formulations for colon specific drug delivery using enteric polymers and organic acids as excipients". Divisão de Biofarmacêutica e Farmacocinética. Departamento de Farmácia, Universidade de Helsínquia: Dissertação académica 2003:1-44.

12. Singh NB, "Formulation development and in-vitro evaluation of a polysaccharide based colon specific drug delivery system for the treatment of inflammation bowel disease". Universidade de St. John's: Dissertação académica de 2003.

13. Mastiolimath VS, Dandagi PM, Jain SS, Gadad AP, Kulkari AR, "Time and pH dependent colon specific ,Pulsatile delivery of theophylline for noturnal asthma", Int.J.Pharma2007;328:49-56

14. Altamash I. Qureshi, Russel D. cohen, "Mesalamine delivery systems: do they really make much difference", Advanced Drug Delivery Reviews. 2005; 57: 281- 302

15. Mesalamine[Internet] 2009(Atualizado em 2011 Jan 27) Disponível em: http://en.wikipedia.org/wiki/Mesalazine

16. Cominelli F, Nast CC, Duchini A, Lee M, "Recombinant interleukin-1 recetor antagonist blocks the pro inflammatory activity of endogenous interleukin-1 in rabbit immune colitis" Gastroenterology. 1992; 103; 65-71.

17. Rachmilewitz D, Karmeli F, Schwartz LW, Simon PL, "Effect of amino phenols (5-ASA and 4-ASA) on colonic interleukin-1 generation". Gut 1992; 33: 929-32.

18. Mahida YR, Lamming CE, Gallagher A, Hawthorne A, Hawkey CJ, "5- aminosalicylic acid is a potent inhibitor of interleukin 1 beta production in organ culture of colonic

biopsy specimens from patients with inflammatory bowel disease". Gut. 1991; 32: 50-4

19. Shanahan F, Niederlehner A, Carramanzana N, Anton N, "Sulfasalazine inhibits the binding of TNF alpha to its recetor". Immuno-pharmacology. 1990; 20: 217-24.
20. Collier HO, Francis AA, McDonald-Gibson AJ, Saeed SA, "Inhibition of prostaglandin biosynthesis by sulphasalazine and its metabolites", Prostaglandins. 1976; 11: 219- 25.
21. Sharon P, Ligumsky M, Rachmilewitz D, Zor U, "Role of prostaglandins in ulcerative colitis. Enhanced production during active disease and inhibition by sulfasalazine". Gastroenterology 1978; 75: 638- 40.
22. Stenson WF, Lobos E, "Sulfasalazine inhibits the synthesis of chemotactic lipids by neutrophils", J. Clin. Invest. 1982; 69: 494- 7.
23. Stenson WF, "Role of eicosanoids as mediators of inflammation in inflammatory bowel disease" (Papel dos eicosanóides como mediadores da inflamação na doença inflamatória intestinal). Scand. J. Gastroenterol. 1990; 172: 13-8
24. Klotz U, Maier K, Fischer C, Heinkel K, "Therapeutic efficacy of sulfasalazine and its metabolites in patients with ulcerative colitis and Crohn's disease". N. Engl. J. Med. 1980; 303: 1499- 502.
25. Lauritsen K, Laursen LS, Bukhave K, Rask-Madsen K, "Effects of topical 5-aminosalicylic acid and prednisolone on prostaglandin E2 and leukotriene B4 levels determined by equilibrium in vivo dialysis of rectum in relapsing ulcerative colitis". Gastroenterologia 1986; 91: 837-44
26. Aruoma OI, Wasil M, Halliwell B, Hoey BM, Butler J, "The scavenging of oxidants by sulphasalazine and its metabolites. Uma possível contribuição para os seus efeitos

anti-inflamatórios?" Biochem. Pharmacol.1987; 36: 3739-42.

27. Dull BJ, Salata K, Van Langenhove A, Goldman P, "5-Aminosalicylate: oxidation by activated leukocytes and protection of cultured cells from oxidative damage" Biochem. Pharmacol. 1987; 36: 2467-72.

28. Ahnfelt-Ronne I, Nielsen OH, Christensen A, Langholz E, Binder V, Riis P, "Clinical evidence supporting the radical scavenger mechanism of 5- aminosalicylic acid" Gastroenterology. 1990; 98: 1162-9.

29. Tamai H, Kachur H, Grisham MB, Gaginella TS, "Scavenging effect of 5-aminosalicylic acid on neutrophilderived oxidants. Possible contribution to the mechanism of action in inflammatory bowel disease" Biochem. Pharmacol. 1991; 45: 1001- 06.

30. Lenardo MJ, Baltimore D, "NF-kappa B: a pleiotropic mediator of inducible and tissue-specific gene control" Cell. 1989; 58: 227- 9.

31. Baeuerle PA, Baltimore D, "NF-kappa B: dez anos depois". Cell. 1996; 87: 1320.

32. Barnes PJ, Karin M, "Nuclear fator-kappaB: a pivotal transcription fator in chronic inflammatory diseases", N. Engl. J. Med.1997; 337: 1066-71

33. Rogler G, Brand K, Vogl D, Page S, Hofmeister R, Andus T, Knuechel R, Baeuerle PA, Scholmerich J, Gross V, "Nuclear fator kappaB is activated in macrophages and epithelial cells of inflamed intestinal mucosa". Gastroenterology.1998; 115: 357- 69.

34. Kaiser GC, Yan F, Polk DB, "Mesalamine blocks tumor necrosis fator growth inhibition and nuclear fator kappaB activation in mouse colonocytes", Gastroenterology.1999; 116: 602- 9.

35. Schroder H, Campbell DE, "Absorption, metabolism, and excretion of salicylazosulfapyridine in man" Clin. Pharmacol. Ther. 1972; 13: 539- 51.

36. Goebell H, Klotz U, Nehlsen B, Layer B, "Oroileal transit of slow release 5-aminosalicylic acid". Gut. 1993; 34: 669-75.

37. Layer PH, Goebell H, Keller J, Dignass A, Klotz U, "Delivery and fate of oral mesalamine microgranules within the human small intestine". Gastroenterology 1995; 108: 1427-33.

38. Sandborn WJ, Hanauer SB, "Systematic review: the pharmacokinetic profiles of oral mesalazine formulations and mesalazine pro-drugs used in the management of ulcerative colitis", Aliment. Pharmacol. Ther. 2003; 17: 2942.

39. Svartz N, "Salazopyrin: a new sulfanilamide preparation". Ata Med. Scand. 1942; 142: 577- 96

40. Helieh S Oz, Jeffrey L. Ebersole. "Application of Prodrugs to Inflammatory Diseases of Gut" A Review article. Molecules. 2008;13:452-74

41. http://www.drugs.com/drug-interactions/mesalamine.html

42. Fatmanur Tugcu-Demiroz, Fusun A, Sevgi T. "Evaluation of alginate based Mesalazine tablets": A Research article, European Journal of Pharmaceutics and Biopharmaceutics.2007; 67: 491-7

43. Wilson PJ, Basit AW. "Exploiting gastrointestinal bacteria to target drugs to the colon: An in vitro study using amylose coated tablets" International Journal of Pharmaceutics.2005; 300: 89-94.

44. Kim YH, Kim MH, "Inhibition of cell proliferation and invasion in a human colon cancer cell line by 5-aminosalicylic acid" - artigo de investigação, Digestive and Liver Disease 2009; 45: 328-37.

45. Ehab R. Bendas, J. Mark Christensen, "Development and in vitro evaluation of mesalamine delayed release pellets and tableted reservoir-type pellets" Um artigo de

investigação, Drug Development and Industrial Pharmacy 2010; 36(4): 393404.

46. Donna L. French, John W. Mauger, "Evaluation of Physicochemical Properties and Dissolution Characteristics of Mesalamine: Relevance to Controlled Intestinal Drug Delivery", um artigo de investigação, Pharmaceutical Research 1993; 10(9): 1285- 90.

47. Yadav AV, Yadav VB, "Improvement of Physicochemical properties of Mesalamine with Hydrophilic Carriers by Solid Dispersion (kneading) method" A Research Article, Research journal of pharmacy and technology 2008; 1(4), 422-25.

48. http://www.pharmainfo.net/reviews/gellan-gum-and-its-applications %E2%80%93-revisão.

49. Tripahi K. Girish, Singh S, Nath G. "Formulação e avaliação de pérolas de microgel poliméricas sensíveis ao pH misturadas com claritromicina para o tratamento eficaz da Helicobacter pylori" Um artigo de investigação, Der Pharmacia Sinica, 2010;1(3): 245-55.

50. Patel D, Barhathe DS, "Development and Evaluation of Polysaccharide Based Matrix Tablets of Celecoxib for Colonic Delivery" Journal of Pharmacy Research 2009, 2(6): 1022 -25

51. Verma A, Pandit J. "Rifabutin-loaded Floating Gellan Gum Beads: Effect of Calcium and Polymer Concentration on Incorporation Efficiency and Drug Release" Um artigo de investigação, Tropical Journal of Pharmaceutical Research fevereiro de 2011; 10 (1): 61-7

52. Shrikant A. "Gellan Gum as Immobilization Matrix for Production of Cyclosporine A "A Research Article, Journal of Microbiology & Biotechnology 2010, 20(7): 1086-91

53. Mishra B, Rajinikanth. "Preparação e caraterização in vitro de pérolas flutuantes de ácido acetohidroxâmico à base de gelano para a erradicação de H. pylori" Um artigo

de investigação, Ata Pharm. 2007; 57: 413-27.

54. Rowe RC, Sheskey PJ, Owen SC. "Handbook of pharmacutical excipients", American pharmaceutical association, Pharmaceutical Press, London Chicago

55. Deshmukh VN, "Formulação, Otimização e Avaliação de Microesferas de Alginato de Libertação Controlada Utilizando Misturas de Goma Sinérgica" Um Artigo de Investigação, Research J. Pharm. and Tech.2009; 2 (2): 324-7.

56. Yellanki SK, "Formulação, caraterização e avaliação do gel de mertronidazol para o tratamento local da periodontite" Um artigo de investigação, International Journal of Pharma and Bio Sciences 2010; 1(2): 1-9.

57. Deshmukh VN, "Formulation and Evaluation of Controlled Release Alginate Microspheres Using Locust bean gum" A Research Article, Journal of Pharmacy Research2009; 2(3):458-61.

58. Prasanthi NL, "Formulation and Evaluation of Bi-layered tablets of Propanol HCL by using gums" A Research Article, Asian Journal of Pharmaceutical and Clinical Research2010; 3(2): 104-5.

59. Rao YM, "Formulation Study and Evaluation of Matrix and Three-Layer Matrix Tablets oral controlled drug delivery system based on xanthan gum and locust bean gum" A Research Article, International Journal of Pharmaceutical Sciences and Nanotechnology2010; 3(2): 1006-13.

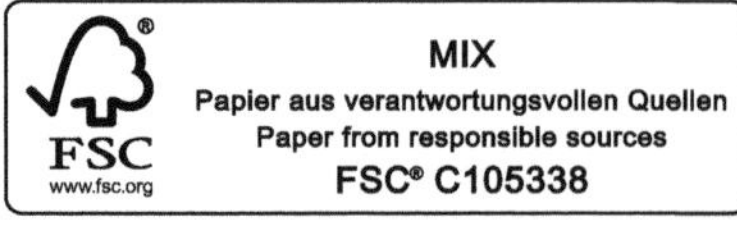

Printed by Books on Demand GmbH, Norderstedt / Germany